SKL Concept

# Papa tu m'as dit

*Qu'il nous soit fait selon Ta Parole*

**Je te fais confiance**

**Livret 5
Pardonne-nous nos offenses, comme
nous aussi nous pardonnons à ceux qui
nous ont offensés**

Rassemblés / Auteur par : SKL Concept

issuemedias@issueassociation.com

ISBN: 978-2-493947-02-4

# MOT DE L'AUTEUR

Disciple de Jésus-Christ, le Saint-Esprit m'a inspiré et m'a mis à cœur de rassembler un certain nombre de versets pour l'édification de mes frères et sœurs.

Ce livre est pour l'édification du corps de Christ.

Ce livre ne doit en aucun cas remplacer la Bible qui est la source d'où est puisée cette révélation.

Ce que vous allez découvrir dans ce livre vous servira au quotidien dans vos moments d'intimité initiés et conduits par le Saint Esprit par la seule grâce du Père.

Les citations bibliques utilisées sont tirées des versions suivantes :

Louis Segond - Parole de Vie - Darby - Parole Vivante - Martin - Bible en Français Courant - Bible de Jérusalem - Nouvelle Bible Segond - La Bible du Semeur.

# ACTIONS DE GRÂCE

Je rends grâce à Dieu, qui dans Son Amour m'a sauvé, affranchi et associé à Lui dans Son Œuvre.

Je rends grâce à Dieu, pour la vie de ma femme et de mes enfants. Je rends grâce à Dieu pour l'œuvre du Saint-Esprit dans les différents ministères repartis dans le monde, pour leur travail qui nous nourrit spirituellement.

Je rends grâce à Dieu, pour les merveilleuses personnes qui ont participé à cette œuvre.

Il m'est impossible de tous les citer mais je ne saurai taire certain nom : le couple Sénécal, pour le temps investi dans la lecture du manuscrit.

Je rends grâce à Dieu, pour la vie de chaque lecteur et de chaque lectrice

L'utilisation de ces Livrets vous enrichira spirituellement, vous ne serez plus la même personne : sûrement meilleure qu'auparavant.

# AVANT PROPOS

70% de notre vie sont dirigés par nos pensées qui nous donnent une direction.

Notre cerveau possède un pouvoir étonnant, celui de jongler avec nos émotions, avec une facilité déconcertante.

Et quand la situation que nous vivons nous déplait, les idées négatives se mettent à fuser dans tous les sens à l'intérieur de notre tête. C'est le genre de choses qui nous maintient la tête sous l'eau, parfois pendant des heures, ou pire encore, des jours entiers.

Tout ce temps est perdu à jamais. Alors qu'il aurait pu être utilisé de façon bien plus efficace ou agréable.

Face aux circonstances que vous vivez actuellement dans votre vie, décidez aujourd'hui d'appeler à l'existence ce que vous voulez voir arriver dans votre vie, à cours, moyen et long terme et, attendez-le en persévérant.

Que tout ce qui est vrai, tout ce qui est honorable, tout ce qui est juste, tout ce qui est pur, tout ce qui est aimable, tout ce qui mérite l'approbation, ce qui est vertueux et digne de louange, soit l'objet de vos pensées. Philippiens 4 : 8

Soyons transformés par le renouvellement de notre intelligence ; exerçons-nous à penser et à parler selon la Parole de Dieu. Que la révélation de la Parole dans cette série des livrets « Papa tu m'as dit », nous fasse entrer chacun de nous dans sa destinée ici et pour l'éternité.

# TABLE DES MATIERES

Introduction

A savoir                                    p 19
Encouragement                               p 29
Le choix                                    p 31
Recommandation                              p 33

**Livret 5**                                p 43
Pardonne-nous nos offenses, comme
nous aussi nous pardonnons à ceux
qui nous ont offensés

Je confesse mes offenses                    p 51
Pardon / Purification / Faiblesse           p 67

Amen                                        p 81
La certitude de ton exaucement

Le préalable                                p 93
Prière du salut                             p 95

Notes : Expression libre                    p 104

# INTRODUCTION

Pourquoi ma souffrance est-elle continuelle ? Pourquoi ma plaie est-elle douloureuse, et ne veut-elle pas se guérir ?

Nous avons comme réflexe face aux difficultés de la vie, de rabâcher nos pensées négatives, de nous plaindre, de raconter nos malheurs à ceux qui nous entourent pour tenter de trouver du soutien.

En agissant ainsi nous semons des paroles et attirons le négatif. Comme des graines, les paroles sont semées et ensuite elles prennent vie tôt ou tard.

Papa tu m'as dit, qu'il nous soit fait selon Ta Parole.

Serais-tu pour moi comme une source trompeuse, Comme une eau dont on n'est pas sûr ?

Les miracles ne sont pas des accidents dans notre vie. Ce sont les réponses de notre Père à notre obéissance de la Foi. L'obéissance engage notre Père à accomplir Sa Parole.

La Parole de notre Père s'applique à quiconque la reçoit et y croit (Matthieu 7 : 24). Elle s'adresse à chacun de nous personnellement.

Quand la vie est trop dure, vous ne savez plus quoi faire, qui appeler, où regarder, la seule chose qui vous reste à faire pour sortir de ce tourment : s'exercer à voir les événements selon la perspective de notre Père et non selon la perspective humaine.

La relecture, la répétition de ces livrets stimuleront votre mémoire. Elles vous permettront de retenir les paroles qui vous aideront à faire face aux tourments de la saison que vous vivez actuellement.

Cherchons notre Père Amour qui se trouve dans Sa Parole.

Offrez la série des livrets **Papa tu m'as dit** à une personne autour de vous. Par ce geste vous pouvez :

- Devenir la réponse à un souhait, une prière, un désir ;

- Illuminer la vie de cette personne ;

- Saisir une opportunité de contribuer à diffuser la parole de Dieu et à transformer des vies.

C'est pourquoi encouragez-vous les uns les autres et aidez-vous mutuellement à grandir dans la foi, comme vous le faites déjà. 1 Thessaloniciens 5 :11

Pardonne-nous nos offenses,
comme nous aussi nous
pardonnons à ceux qui nous ont offensés

## A SAVOIR

**Au commencement était la Parole**, et la **Parole était** avec Dieu, et la **Parole était** Dieu. Toutes choses ont été faites par elle, et rien de ce qui a été fait n'a été fait sans elle.

Le Dieu qui a créé toutes choses, l'omniprésent, l'omniscient et l'omnipotent, et qui est à l'origine de l'univers est notre Père.

Nous sommes l'argile, et c'est notre Père qui nous a formés, Nous sommes l'ouvrage de ses mains.

Notre Père se révèle sous différents noms qui décrivent, démontrent les multiples facettes de son caractère et de sa puissance :

Pardonne-nous nos offenses,
comme nous aussi nous
pardonnons à ceux qui nous ont offensés

Dieu, l'Eternel, le Créateur, le Seigneur, le Tout-Puissant, le Roi des Rois, le Fidèle, le Véritable, la Parole, l'Amour, le Sauveur…

Je serai pour vous un père, Et vous serez pour moi des fils et des filles, Dit le Seigneur tout-puissant.
2 Corinthiens 6 : 18

Je vous invite à observer la nature, le lien entre un père ou une mère avec son enfant : si vous arrivez à comprendre ce lien, alors vous pourrez effleurer la dimension de l'immense Amour que notre Père a pour nous.

Chaque père responsable désire le meilleur pour ses enfants. Les enfants eux, veulent vivre des expériences qui ne sont pas sans conséquences.

Pardonne-nous nos offenses,
comme nous aussi nous
pardonnons à ceux qui nous ont offensés

Le Père responsable espère que ses enfants garderont ses bons conseils pour qu'ils leur soient utiles dans la vie. Il est prêt à faire de son mieux pour garantir une belle vie à ses enfants.

Si donc, méchants comme nous sommes, nous savons donner de bonnes choses à nos enfants, à combien plus forte raison notre Père qui est dans les cieux nous donnera de bonnes choses à nous qui les lui demandons. Matthieu 7 : 11

Nous n'étions qu'une masse informe, mais tu nous voyais et, dans ton registre, se trouvaient déjà inscrits, tous les jours que tu nous avais destinés alors qu'aucun d'eux n'existait encore. Psaume 139 : 16

Pardonne-nous nos offenses,
comme nous aussi nous
pardonnons à ceux qui nous ont offensés

Notre Père, dans sa souveraineté et sa miséricorde nous fait la grâce de pouvoir nous approcher de lui par sa Parole et de vivre sa Parole. En effet, **le but de la révélation de Dieu est de susciter en nous « la foi en Lui, notre adoration et reconnaissance ».**

La balle est dans notre camp, rapprochons-nous de notre Père pour que dans nos vies, qu'il nous soit fait selon sa Parole.

Aussi la création attend-elle avec un ardent désir la révélation de nous les fils de Dieu. Romains 8 : 19

**Prophétisons et changeons le cours de nos vies par la Parole.**

Pardonne-nous nos offenses,
comme nous aussi nous
pardonnons à ceux qui nous ont offensés

## *Prophétiser*

C'est parler l'avenir par **inspiration divine** : ce qui doit arriver, en annonçant la réalité de la Parole de Dieu qui est préparée d'avance pour nous.

Moi, le Seigneur, je connais les projets que je forme pour vous. Ce ne sont pas des projets de malheur, mais des projets de bonheur. Je veux vous donner un avenir plein d'espérance. Jérémie 29 : 11

Mon peuple est détruit parce qu'il lui manque la connaissance. Osée 4 : 6

Car nous sommes son ouvrage, ayant été créés en Jésus-Christ pour de bonnes œuvres, que Dieu a préparées d'avance, afin que nous les pratiquions. Éphésiens 2 : 10

Pardonne-nous nos offenses,
comme nous aussi nous
pardonnons à ceux qui nous ont offensés

## *Parler*

Qu'il ne sorte de votre bouche aucune parole mauvaise… Éphésiens 4 : 29

Parler c'est prononcer, déclarer, annoncer, dire quelque chose.

Au commencement était la Parole, et la Parole était avec Dieu, et la Parole était Dieu. Jean 1 : 1

Dieu libère de la puissance par Sa parole. Il n'a jamais rien fait sans d'abord le dire. Dieu accorde de l'importance aux mots. Les mots sont spirituels ; ils ont du pouvoir.

Pardonne-nous nos offenses,
comme nous aussi nous
pardonnons à ceux qui nous ont offensés

La mort et la vie sont au pouvoir de la langue ;
Quiconque l'aime en mangera les fruits.

Proverbes 18 : 21

De la même bouche sortent la bénédiction et la
malédiction. Il ne faut pas, mes frères, qu'il en soit ainsi.

Jacques 3 : 10

Les paroles que nous prononçons sont d'une
importance vitale pour nos vies. La Parole de Dieu est
faite pour être pratiquée. Il y a une puissance créative
dans la parole. Dieu utilisa des mots pour créer le ciel et
la terre.

Dieu dit : Je veille sur ma parole pour l'exécuter ;

Jérémie 1 : 12

Pardonne-nous nos offenses,
comme nous aussi nous
pardonnons à ceux qui nous ont offensés

Tel il est, tels nous sommes aussi dans ce monde : c'est en cela que l'amour est parfait en nous...

1 Jean 4 : 17

Nous sommes des êtres spirituels.

Ceux, en effet, qui vivent selon la chair, s'affectionnent aux choses de la chair, tandis que ceux qui vivent selon l'esprit s'affectionnent aux choses de l'esprit.

Romains 8 : 4

Dieu annonçant l'arrivée du Messie, Jésus-Christ, Cela avait été prophétisé sur des centaines, même des milliers d'années. "Il vient. Il vient" Tout portait à croire que cela ne pourrait jamais s'accomplir ; mais Il continuait à l'annoncer.

Pardonne-nous nos offenses,
comme nous aussi nous
pardonnons à ceux qui nous ont offensés

Dieu prononça la Parole, encore et encore la Parole, et : la Parole s'est faite chair. Jean 1 : 14

Il en est ainsi pour toi. Ne cesse pas de déclarer ce que notre Père a dit pour ta vie. Et quand surviennent des problèmes, des tourbillons, prononce les paroles que Dieu t'a données.

Tes paroles prophétiques et de foi d'aujourd'hui ont comme mission d'activer la puissance de la Parole de Dieu dans ta vie.

Aussi longtemps que tu ne décides pas d'allumer l'interrupteur qui est ta bouche pour confesser la Parole de Dieu, le courant ne passera pas. La parole provoque la foi.

Pardonne-nous nos offenses,
comme nous aussi nous
pardonnons à ceux qui nous ont offensés

Tu deviens ce que tu crois.

Proclame avec foi ce que tu veux voir arriver dans ta vie
et attends-le en persévérant.

Pardonne-nous nos offenses,
comme nous aussi nous
pardonnons à ceux qui nous ont offensés

## ENCOURAGEMENT

Qui veille sur ses paroles préserve sa vie, mais celui qui ouvre grand la bouche court à sa ruine. Proverbes 13 : 3

Parfois notre bouche en dit bien plus qu'elle ne devrait. Combien de fois avons-nous regretté ce que nous avons dit ?

Nous devrions faire attention et prendre le temps de réfléchir avant de parler.

Déclarer les paroles de notre Père au quotidien tout au long de notre existence nous permet d'entrer dans la destinée que Dieu a pour nous.

Pardonne-nous nos offenses,
comme nous aussi nous
pardonnons à ceux qui nous ont offensés

Notre Père nous dit qu'il veille sur Sa Parole pour son accomplissement car il connaît les projets qu'il a formés pour chacun de nous. L'Eternel, notre Papa, a des projets de paix et non de malheur, afin de nous donner un avenir et de l'espérance.

Il n'y a pas de date de péremption à la Parole de Dieu.

Ainsi en est-il de Sa Parole que nous proclamons, qui sort de notre bouche : Elle ne retourne point à notre Père sans effet, sans avoir exécuté sa volonté et accompli Ses desseins.

Pardonne-nous nos offenses,
comme nous aussi nous
pardonnons à ceux qui nous ont offensés

## LE CHOIX

Semons la parole de notre Père par des déclarations et nous vivrons certainement ses effets. Faisons le choix de semer la Parole de notre Père tous les jours, dans chaque situation, il est important de nous appuyer sur elle, la proclamer jour et nuit. Jusqu'à ce qu'elle devienne la seule conviction et réalité, rien d'autre. C'est à ce moment-là exactement que vous déclencherez votre miracle.

Il ne douta point, par incrédulité, au sujet de la promesse de Dieu ; mais il fut fortifié par la foi, donnant gloire à Dieu, et ayant la pleine conviction que ce qu'il promet il peut aussi l'accomplir. Romains 4 : 20-21

Pardonne-nous nos offenses,
comme nous aussi nous
pardonnons à ceux qui nous ont offensés

Car c'est une prophétie dont le temps est déjà fixé, Elle marche vers son terme, et elle ne mentira pas ; si elle tarde, attends-la, car elle s'accomplira, elle s'accomplira certainement. Habacuc 2 : 3

Retenons fermement la profession de notre espérance, car celui qui a fait la promesse est fidèle.
Hébreux 10 : 23

Un des moyens le plus efficace de veiller soigneusement sur nos cœurs, car il est à la source de tout ce qui fait notre vie. Proverbes 4 : 23

Goûtons et voyons combien notre Père est bon ! Oui, heureux l'homme qui trouve son refuge en lui.
Psaume 34 : 9

Pardonne-nous nos offenses,
comme nous aussi nous
pardonnons à ceux qui nous ont offensés

# RECOMMANDATION

Certaines paroles que Dieu nous a données par amour sont tellement connues, devenues familières que nous les lisons presque par habitude sans réellement en chercher le sens, ni y croire.

Ne répétons pas comme une récitation la Parole, recherchons à semer la Parole fraîche, dynamique et vivante de notre Père, la remuer en nous, la digérer, jusqu'à ce que la conviction fasse naître la foi, l'adoration, la reconnaissance, des louanges.

Approprions-nous la parole de notre Père avec le je, tu, nous. Pour que cette parole devienne réalité, appliquons-nous à cela spécifiquement dans notre quotidien.

Pardonne-nous nos offenses,
comme nous aussi nous
pardonnons à ceux qui nous ont offensés

Ces paroles vont prendre corps pour notre témoignage.

Nous avons tous l'intention d'abattre le mur qui se trouve devant nous et nous empêche d'avancer. Il nous faut plusieurs coups de masse (Parole) afin d'en arriver à bout.

Prononçons la Parole, encore et encore la Parole, comme la chanson que nous apprécions et : la Parole se fera chair.

Que la Parole de Dieu ne s'éloigne pas de nos bouches ; méditons la jour et nuit pour nous y conformer de façon régulière, déclarons-la et mettons la en pratique c'est alors que nous expérimenterons le plan parfait, mènerons à bien nos entreprises, c'est alors que nous réussirons.

Pardonne-nous nos offenses,
comme nous aussi nous
pardonnons à ceux qui nous ont offensés

Pour accéder aux merveilles et miracles de la Parole de notre Père dans notre vie, il nous faut naître de nouveau (accepter, reconnaître Jésus comme Seigneur et Sauveur) et avoir la ferme intention de demeurer dans Sa Parole.

Au début ce n'est pas facile de faire des déclarations pour déclencher nos témoignages :

Laissez-vous porter par une sainte colère soyez déterminé. Je ne te laisserai pas aller avant que tu ne m'aies béni Père. Genèse 32 : 26

**Créez-vous une habitude** matin, midi et soir (avant de s'endormir) pendant 7 jours les paroles qui correspondent à votre saison ; recevez et croyez seulement. Vous déclencherez ainsi vos miracles.

Pardonne-nous nos offenses,
comme nous aussi nous
pardonnons à ceux qui nous ont offensés

A chaque parole déclarée, appliquons la Puissance du sang de Jésus-Christ et qu'il nous soit fait selon la Parole de notre Père.

Selon la conduite du Saint-Esprit, à chaque fois que nous le pouvons, renouvelons l'alliance avec le Père en prenant le corps et le sang de Jésus-Christ et, par la même occasion bâtissons un autel pour sceller notre exaucement.

Renouvelons l'alliance à chaque fois que le Saint-Esprit nous le met à cœur.

Jésus leur dit : En vérité, en vérité, je vous le dis, si vous ne mangez pas le corps du Fils de l'homme et si vous ne buvez pas son sang, vous n'avez pas la vie en vous-mêmes.

Pardonne-nous nos offenses,
comme nous aussi nous
pardonnons à ceux qui nous ont offensés

Celui qui mange mon corps et qui boit mon sang a la vie éternelle, et moi, je le ressusciterai le dernier jour. En effet, mon corps est vraiment une nourriture et mon sang est vraiment une boisson. Jean 6 : 53-55

L'autel est l'expression de notre adoration et de la reconnaissance que nous exprimons à notre Père.

Par notre consécration nous devenons nous-mêmes une expression d'adoration.

Je vous exhorte donc, frères, par les compassions de Dieu, à offrir vos corps comme un sacrifice vivant, saint, agréable à Dieu, ce qui sera de votre part un culte raisonnable. Romains 12 : 1

Pardonne-nous nos offenses,
comme nous aussi nous
pardonnons à ceux qui nous ont offensés

Par lui, offrons sans cesse à Dieu un sacrifice de louange, c'est-à-dire le fruit de lèvres qui confessent son nom. Hébreux 13 : 15

L'expression de la reconnaissance c'est par le sacrifice d'action de grâces. Nous allons joindre nos paroles de remerciements aux actes.

Une façon bien plus pratique de poser un acte, agir pour réveiller la mémoire de Dieu en provoquant ainsi la manifestation de sa faveur. Ésaïe 43 : 26

Bâtir l'autel est une opportunité unique que Dieu nous donne de semer et de récolter plus que ce que nous avons semé. Nous semons en réalité pour nous-mêmes non pour Dieu.

Pardonne-nous nos offenses,
comme nous aussi nous
pardonnons à ceux qui nous ont offensés

Que chacun donne comme il l'a résolu en son cœur, sans tristesse ni contrainte ; car Dieu aime celui qui donne avec joie. 2 Corinthiens 9 : 7

Cette offrande va se matérialiser sous différentes formes selon la conduite du Saint-Esprit :

En prenant soin de la veuve et de l'orphelin, de l'étranger et du pauvre, en faisant un don ou en soutenant des organismes, des associations d'aide, des médias qui diffusent et valorisent la parole de Dieu, en offrant la Bible ou des livres édifiants, dans ton lieu de culte, auprès d'un serviteur de Dieu dont tu reconnais les actions en conformité avec la parole de Dieu.

Tu m'élèveras un autel de terre, sur lequel tu offriras tes holocaustes et tes sacrifices d'actions de grâces, tes brebis et tes bœufs.

Pardonne-nous nos offenses,
comme nous aussi nous
pardonnons à ceux qui nous ont offensés

Partout où je rappellerai mon nom, je viendrai à toi, et je te bénirai. Exode 20 : 24

L'Éternel apparut à Abram, et dit : Je donnerai ce pays à ta postérité. Et Abram bâtit là un autel à l'Éternel, qui lui était apparu. Genèse 12 : 7

Apprenez à faire le bien, recherchez la justice, protégez l'opprimé ; faites droit à l'orphelin, défendez la veuve. Ésaïe 1 : 17

Bénissons l'Eternel, notre Père en tout temps ; que sa louange soit toujours dans nos bouches. Psaume 34 : 2

Nous demandons, et nous ne recevons pas, parce que nous demandons mal, dans le but de satisfaire nos passions. Approprions-nous les Paroles de notre Père.

Pardonne-nous nos offenses,
comme nous aussi nous
pardonnons à ceux qui nous ont offensés

Créons une atmosphère ou simplement disposons-nous avant de commencer à prophétiser. Invitons ainsi le Saint Esprit dans le nom de Jésus-Christ, car nous ne savons pas ce qu'il nous convient de (parler) demander dans nos prières. Mais l'Esprit lui-même intercède par des soupirs inexprimables ;

SUR TA PAROLE ! Déclarez la Parole puis parlez en langue ou parlez avec l'intelligence selon que le Saint-Esprit vous conduit. Car notre Père connaît les mots exacts profonds de nos cœurs, de quoi nous avons besoin, avant que nous le lui demandions.

**Voici donc comment nous devons prier :**
Notre Père céleste ! Que la sainteté de ton nom soit respectée, que ton règne vienne, que ta volonté soit faite sur la terre comme au ciel.

Pardonne-nous nos offenses,
comme nous aussi nous
pardonnons à ceux qui nous ont offensés

Donne-nous aujourd'hui notre pain quotidien ; pardonne-nous nos offenses, comme nous aussi nous pardonnons à ceux qui nous ont offensés ; ne nous expose pas à la tentation, mais délivre-nous du mal, car c'est à toi qu'appartiennent, dans tous les siècles, le règne, la puissance et la gloire. Amen !

Ainsi en est-il de Sa parole, qui sort de notre bouche : Elle ne retourne point au Père sans effet, Sans avoir exécuté Sa volonté et accompli Ses desseins.
Ésaïe 55 : 11

Les paroles que tu nous dis sont esprit et vie.
Jean 6 : 63

Nous recevons, déclarons Tes paroles au nom de Jésus-Christ notre Sauveur et Seigneur.

# Livret 5
## Pardonne-nous nos offenses, comme nous aussi nous pardonnons à ceux qui nous ont offensés

Aujourd'hui,
si vous entendez ma voix (Parole),
N'endurcissez pas vos cœurs
Hébreux 3 : 8

Pardonne-nous nos offenses,
comme nous aussi nous
pardonnons à ceux qui nous ont offensés

Notre Papa est Saint ! Dieu est lumière et il n'y a aucune trace de ténèbres en lui. 1Jean 1 : 5

Soyez saints, car je suis saint, moi, l'Éternel, votre Dieu. Lévitique 19 : 2. 11-18

En effet, je ne fais pas le bien que je veux mais je fais au contraire le mal que je ne veux pas. Romains 7 : 19

Tout le jour nous faisons face à des situations qui confrontent notre état de sainteté, défis que nous devons relever pour nous éviter d'attrister le Saint-Esprit en nous.

N'attristez pas le Saint-Esprit de Dieu, par lequel vous avez été marqués d'une empreinte pour le jour de la libération. Éphésiens 4 : 30

Pardonne-nous nos offenses,
comme nous aussi nous
pardonnons à ceux qui nous ont offensés

Très souvent en tant que fils/fille nous offensons notre Père par nos pensées et attitudes envers notre prochain.

Nous pouvons parler à notre Papa quand nous le désirons, le voulons par la conduite du Saint-Esprit mais nous devons nous assurer que notre conscience ne nous reproche rien de l'état de notre sainteté dans la présence de notre Père.

Vous serez saints car moi, je suis saint. 1 Pierre 1 : 16

Papa ne peut pas supporter une seconde, une minute, des heures, notre état de saleté sans que nous ne puissions avoir cette volonté profonde de vouloir résoudre ce que notre conscience nous reproche avec sincérité, rechercher la paix avec nous même, face à notre Père et face à celui que nous avons offensé.

Pardonne-nous nos offenses,
comme nous aussi nous
pardonnons à ceux qui nous ont offensés

C'est à nous de faire la démarche de demander pardon immédiatement ou au moment où notre conscience nous rappelle à l'ordre.

Vous serez saints pour moi, car je suis saint, moi, l'Eternel. Lévitique 20 : 26

C'est à ce moment précis où vous êtes faible, au bout du rouleau que vous êtes fort par votre Père. Au lieu de subir les épreuves, regardons-les en face en nous fiant à la parole de notre Père qui correspond à notre saison. Il est essentiel de garder à l'esprit une question : **Papa, que veux-tu m'apprendre dans cette épreuve ?** cela finira par booster ma foi en toi, m'apportera ta paix. J'en sortirai sûrement plus grand. Tu seras l'objet de mes louanges.

Pardonne-nous nos offenses,
comme nous aussi nous
pardonnons à ceux qui nous ont offensés

*Maintenant !*

Dans une atmosphère d'adoration, de louange et de méditation, conduits par le Saint Esprit, acceptons et déclarons sciemment avec conviction la vérité de la parole de Dieu. Eprouvez la vérité de ce que vous affirmez, déclenchez ainsi la vérité éternelle, inoubliable de la parole de notre Père.

Je vous le dis en vérité, si quelqu'un dit à cette montagne : Ote-toi de là et jette-toi dans la mer, et s'il ne doute point en son cœur, mais croit que ce qu'il dit arrive, il le verra s'accomplir. Marc 11 : 23

Dites à l'intérieur de vous ou déclarez à haute voix :

Pardonne-nous nos offenses,
comme nous aussi nous
pardonnons à ceux qui nous ont offensés

Portes, élevez vos linteaux ; Élevez-vous, portes éternelles ! Que le roi de gloire fasse son entrée !

Psaume 24 : 7

Mon âme, ma bouche, les ossements desséchés, les soucis, les infirmités, les problèmes, les pensées, le caractère, la peur, les maladies…

Ecoutez la Parole de mon Père, Aussi vrai que l'Eternel, mon Dieu, est vivant, je déclare !

Pardonne-nous nos offenses,
comme nous aussi nous
pardonnons à ceux qui nous ont offensés

Pardonne-nous nos offenses,
comme nous aussi nous
pardonnons à ceux qui nous ont offensés

## *Je confesse mes offenses*

Pardonne-nous nos offenses,
comme nous aussi nous
pardonnons à ceux qui nous ont offensés

# *Je confesse mes offenses*

Pardonne-nous nos offenses,
comme nous aussi nous
pardonnons à ceux qui nous ont offensés

SUR TA PAROLE ! **Hébreux 12 : 24** …de Jésus qui est le médiateur de la nouvelle alliance, et du sang de l'aspersion qui parle mieux que celui d'Abel.

**Jésus tu es le médiateur de la nouvelle alliance, et ton sang (de l'aspersion) parle mieux que celui d'Abel.**

SUR TA PAROLE ! **Matthieu 26 : 28** car ceci est mon sang, le sang de l'alliance, qui est répandu pour plusieurs, pour la rémission des péchés.

**Car ceci est ton sang, le sang de l'alliance, qui est répandu pour nous, pour la rémission de nos péchés.**

SUR TA PAROLE ! **Psaume 44 : 24** Interviens donc, Seigneur ! Ne reste pas sans réagir ! Sors du sommeil, ne nous rejette pas toujours !

**Tu interviens Seigneur ! Tu ne restes pas sans réagir ! Tu ne nous rejettes pas !**

Pardonne-nous nos offenses,
comme nous aussi nous
pardonnons à ceux qui nous ont offensés

SUR TA PAROLE ! **Hébreux 13 : 5** Ne vous livrez pas à l'amour de l'argent ; contentez-vous de ce que vous avez ; car Dieu lui-même a dit : Je ne te délaisserai point, et je ne t'abandonnerai point.

**Nous ne nous livrons pas à l'amour de l'argent ; nous nous contentons de ce que nous avons ; toi, notre Dieu tu nous dis que tu ne nous délaisseras point, et tu ne nous abandonneras point.**

SUR TA PAROLE ! **Jacques 4 : 8** Approchez-vous de Dieu et il s'approchera de vous. Nettoyez vos mains, pécheurs ; purifiez votre cœur, hommes partagés.

**Nous nous approchons de toi notre Dieu et tu t'approches de nous. Nous nettoyons nos mains, pécheurs que nous sommes ; nous purifions notre cœur.**

Pardonne-nous nos offenses,
comme nous aussi nous
pardonnons à ceux qui nous ont offensés

SUR TA PAROLE ! **Psaume 32 : 5** Je t'ai avoué ma faute, je n'ai plus caché mes torts, j'ai dit : « Je reconnaîtrai devant l'Eternel les péchés que j'ai commis. » Alors tu m'as déchargé du poids de ma faute.

**Nous avons avoué nos fautes, nous n'avons plus caché nos torts, nous avons dit « Nous reconnaîtrons devant l'Eternel les péchés que nous avons commis. » Alors tu nous as déchargés du poids de nos fautes.**

SUR TA PAROLE ! **1 Jean 4 : 10** Ce n'est pas nous qui avons aimé Dieu, mais c'est lui qui nous a aimés ; aussi a-t-il envoyé son Fils pour apaiser la colère de Dieu contre nous en s'offrant pour nos péchés.

**Ce n'est pas nous qui t'avons aimé notre Dieu, mais c'est toi qui nous a aimés ; tu nous as envoyé ton Fils pour apaiser ta colère contre nous, il s'est offert pour nos péchés.**

.

Pardonne-nous nos offenses,
comme nous aussi nous
pardonnons à ceux qui nous ont offensés

SUR TA PAROLE ! **Néhémie 9 : 17** …tu es un Dieu qui pardonne, un Dieu compatissant et qui fait grâce, tu es lent à te mettre en colère et d'une immense bonté : tu ne les as pas abandonnés.

**Notre Dieu tu es un Dieu qui pardonne, un Dieu compatissant et qui fait grâce, tu es lent à te mettre en colère et d'une immense bonté : tu ne nous abandonnes pas.**

SUR TA PAROLE ! **Ésaïe 1 : 18** Même si vos péchés sont couleur cramoisi, ils deviendront blancs comme la neige ; même s'ils sont rouges comme la pourpre, ils deviendront clairs comme la laine.

**Même si nos péchés sont couleur cramoisi, ils deviennent blancs comme la neige ; même s'ils sont rouges comme la pourpre, ils deviennent clairs comme la laine.**

Pardonne-nous nos offenses,
comme nous aussi nous
pardonnons à ceux qui nous ont offensés

SUR TA PAROLE ! **Exode 34 : 6-7** …il passa devant lui en proclamant : L'Eternel, l'Eternel, un Dieu plein de compassion et de grâce, lent à se mettre en colère, et riche en amour et en fidélité ! Je conserve mon amour jusqu'à la millième génération : je pardonne le crime, la faute et le péché, mais je ne tiens pas le coupable pour innocent, et je punis la faute des pères sur leurs descendants jusqu'à la troisième et même la quatrième génération.

**Eternel, tu es un Dieu plein de compassion et de grâce, lent en colère, et riche en amour et en fidélité ! Tu conserves ton amour jusqu'à la millième génération : tu pardonnes le crime, la faute et le péché, mais tu ne tiens pas le coupable pour innocent, et tu punis la faute des pères sur leurs descendants jusqu'à la troisième et même la quatrième génération.**

Pardonne-nous nos offenses,
comme nous aussi nous
pardonnons à ceux qui nous ont offensés

SUR TA PAROLE ! **Éphésiens 1 : 7** En Christ, parce qu'il s'est offert en sacrifice, nous avons été délivrés et nous avons reçu le pardon de nos fautes. Dieu a ainsi manifesté sa grâce dans toute sa richesse,

**Christ s'est offert en sacrifice, nous avons été délivrés et nous avons reçu le pardon de nos fautes. Notre Dieu tu as ainsi manifesté ta grâce dans toute sa richesse,**

SUR TA PAROLE ! **Psaume 86 : 5** Oui, tu es bon, Seigneur, et prompt à pardonner, riche en amour pour tous ceux qui t'invoquent.

**Oui, tu es bon Seigneur, et prompt à pardonner, riche en amour pour tous ceux qui t'invoquent.**

Pardonne-nous nos offenses,
comme nous aussi nous
pardonnons à ceux qui nous ont offensés

SUR TA PAROLE ! **Jérémie 31 : 3** De loin, l'Eternel s'est montré à moi : « Je t'aime d'un amour éternel, c'est pourquoi je te conserve ma bonté. »

**Eternel tu t'es montré à nous : « tu nous aimes d'un amour éternel, c'est pourquoi tu nous conserves ta bonté. »**

SUR TA PAROLE ! **Psaume 25 : 8** L'Eternel est bon et droit, c'est pourquoi il montre aux pécheurs la voie à suivre.

**Eternel tu es bon et droit, tu nous montres la voie à suivre.**

SUR TA PAROLE ! **Colossiens 2 : 13** Dieu vous a donné la vie avec le Christ. Il nous a pardonné toutes nos fautes.

**Notre Dieu tu nous as donné la vie avec Christ. Tu nous as pardonné toutes nos fautes.**

Pardonne-nous nos offenses,
comme nous aussi nous
pardonnons à ceux qui nous ont offensés

SUR TA PAROLE ! **1 Jean 2 : 1-2** Mes chers enfants, je vous écris ceci afin que vous ne péchiez pas. Si, toutefois, il arrivait à quelqu'un de commettre un péché, nous avons un Défenseur auprès du Père : Jésus-Christ le juste. Car il a apaisé la colère de Dieu contre nous en s'offrant pour nos péchés et pas seulement pour les nôtres, mais aussi pour ceux du monde entier.

**Si, toutefois, il nous arrivait de commettre un péché, nous avons un Défenseur auprès de toi notre Père : Jésus-Christ le juste. Car il a apaisé ta colère contre nous en s'offrant pour nos péchés et pas seulement pour les nôtres, mais aussi pour ceux du monde entier.**

Pardonne-nous nos offenses,
comme nous aussi nous
pardonnons à ceux qui nous ont offensés

SUR TA PAROLE ! **Matthieu 26 : 28** car ceci est mon sang, le sang de la [nouvelle] alliance, qui est versé pour beaucoup, pour le pardon des péchés.

**Par toi Jésus, le sang de la nouvelle alliance, est versé pour nous et pour beaucoup, pour le pardon des péchés.**

SUR TA PAROLE ! **Psaume 32 : 1** Méditation de David. Heureux l'homme dont la faute est effacée, et le péché pardonné !

**Nous sommes heureux, nous dont les fautes sont effacées, et le péché pardonné !**

Pardonne-nous nos offenses,
comme nous aussi nous
pardonnons à ceux qui nous ont offensés

SUR TA PAROLE ! **Ézéchiel 11 : 19** Je leur donnerai un cœur qui me sera entièrement dévoué et je mettrai en eux un esprit nouveau, j'ôterai de leur être leur cœur dur comme la pierre, et je leur donnerai un cœur de chair,

**Tu nous as donné un cœur qui t'est entièrement dévoué et tu as mis en nous un esprit nouveau, tu as ôté de notre être notre cœur dur comme la pierre, et tu nous as donné un cœur de chair,**

SUR TA PAROLE ! **Ésaïe 38 : 17** Ma profonde affliction s'est transformée en paix car toi, dans ton amour, tu m'as arraché à la tombe et tu as rejeté toutes mes fautes derrière toi.

**Notre profonde affliction s'est transformée en paix car toi, dans ton amour, tu nous as arrachés à la tombe et tu as rejeté toutes nos fautes derrière nous.**

Pardonne-nous nos offenses,
comme nous aussi nous
pardonnons à ceux qui nous ont offensés

SUR TA PAROLE ! **Marc 11 : 25** Quand vous priez, si vous avez quoi que ce soit contre quelqu'un, pardonnez-lui, pour que votre Père céleste vous pardonne, lui aussi, vos fautes.

**Lorsque nous prions, si nous avons quoi que ce soit contre quelqu'un, nous lui pardonnons, pour que Père céleste tu nous pardonnes, toi aussi, nos fautes.**

SUR TA PAROLE ! **Luc 6 : 37** Ne jugez pas et vous ne serez pas jugés ; ne condamnez pas et vous ne serez pas condamnés ; pardonnez et vous serez pardonnés.

**Nous ne jugeons pas et nous ne serons pas jugés ; nous ne condamnons pas et nous ne serons pas condamnés ; nous pardonnons et nous sommes pardonnés.**

Pardonne-nous nos offenses,
comme nous aussi nous
pardonnons à ceux qui nous ont offensés

SUR TA PAROLE ! **Ésaïe 43 : 18-19** « Ne vous rappelez plus les événements du passé, ne considérez plus les choses d'autrefois ; je vais réaliser une chose nouvelle qui est prête à éclore, ne la reconnaîtrez-vous pas ? J'ouvrirai un chemin à travers le désert et je ferai jaillir des fleuves dans la steppe ;

**Nous ne voulons plus nous rappeler les événements du passé, ni considérer les choses d'autrefois ; Tu vas réaliser une chose nouvelle qui est prête à éclore, nous le reconnaissons. Tu ouvriras un chemin à travers le désert et tu feras jaillir des fleuves dans la steppe ;**

Pardonne-nous nos offenses,
comme nous aussi nous
pardonnons à ceux qui nous ont offensés

SUR TA PAROLE ! **Matthieu 6 : 14** En effet, si vous pardonnez aux autres leurs fautes, votre Père céleste vous pardonnera aussi.

**Si nous pardonnons aux autres leurs fautes, notre Père céleste nous pardonne aussi.**

SUR TA PAROLE ! **2 Corinthiens 2 : 10** Celui à qui vous accordez le pardon, je lui pardonne moi aussi. Et si j'ai pardonné pour autant que j'aie eu quelque chose à pardonner je l'ai fait à cause de vous, devant le Christ.

**Tu pardonnes toi aussi à celui à qui nous avons accordé le pardon, et si tu pardonnes tu le fais à cause de nous, devant le Christ.**

SUR TA PAROLE ! **Psaume 103 : 6** L'Eternel intervient pour redresser les torts et il défend les droits de tous les opprimés.

**Eternel tu interviens pour redresser les torts et tu défends les droits de tous les opprimés.**

Pardonne-nous nos offenses,
comme nous aussi nous
pardonnons à ceux qui nous ont offensés

SUR TA PAROLE ! **Colossiens 2 : 13-14** Et vous, qui étiez morts à cause de vos fautes, et parce que vous étiez des incirconcis, des païens, Dieu vous a donné la vie avec le Christ. Il nous a pardonné toutes nos fautes. Car il a annulé l'acte qui établissait nos manquements à l'égard des commandements. Oui, il l'a effacé, le clouant sur la croix.

**Et nous, qui étions morts à cause de nos fautes, parce que nous étions des incirconcis, des païens, notre Dieu tu nous as donné la vie avec le Christ. Tu nous as pardonné toutes nos fautes. Car Christ a annulé l'acte qui établissait nos manquements à l'égard des commandements. Oui, il l'a effacé, le clouant sur la croix.**

*Qu'il nous soit fait selon Ta Parole*

**Je te fais confiance**

Pardonne-nous nos offenses,
comme nous aussi nous
pardonnons à ceux qui nous ont offensés

*Pardon*
*Purification*
*Faiblesse*

Pardonne-nous nos offenses,
comme nous aussi nous
pardonnons à ceux qui nous ont offensés

# *Pardon*
# *Purification*
# *Faiblesse*

Pardonne-nous nos offenses,
comme nous aussi nous
pardonnons à ceux qui nous ont offensés

SUR TA PAROLE ! **1 Jean 1 : 9** Si nous disons que nous n'avons pas de péché, nous nous trompons nous-mêmes et la vérité n'est pas en nous. Si nous reconnaissons nos péchés, il est fidèle et juste pour nous les pardonner et pour nous purifier de tout mal.

**Nous avons péché ; nous reconnaissons nos péchés, notre Dieu tu es fidèle et juste pour nous les pardonner et pour nous purifier de tout mal.**

SUR TA PAROLE ! **Actes 3 : 19** Repentez-vous donc et convertissez-vous, pour que vos péchés soient effacés,

**Nous nous repentons et nous nous convertissons pour que nos péchés soient effacés,**

Pardonne-nous nos offenses,
comme nous aussi nous
pardonnons à ceux qui nous ont offensés

SUR TA PAROLE ! **Psaume 34 : 20** Le malheur atteint souvent le juste, Mais l'Éternel l'en délivre toujours.

**Le malheur nous atteint souvent nous les justes, Mais Éternel tu nous en délivres toujours.**

SUR TA PAROLE ! **Psaume 145 : 14** L'Eternel soutient tous ceux qui tombent, il redresse tous ceux qui sont courbés.

**Eternel tu nous soutiens lorsque nous tombons, tu nous redresses lorsque nous sommes courbés.**

SUR TA PAROLE ! **Ésaïe 44 : 22** J'ai effacé tes crimes comme un épais nuage et tes péchés comme un brouillard. Reviens à moi, car je t'ai délivré.

**Tu as effacé nos crimes comme un épais nuage et nos péchés comme un brouillard. Nous revenons à toi, car tu nous as délivrés.**

Pardonne-nous nos offenses,
comme nous aussi nous
pardonnons à ceux qui nous ont offensés

SUR TA PAROLE ! **Colossiens 1 : 13-14** Il nous a arrachés au pouvoir des ténèbres et nous a fait passer dans le royaume de son Fils bien-aimé. Etant unis à lui, nous sommes délivrés, car nous avons reçu le pardon des péchés.

**Tu nous as arrachés au pouvoir des ténèbres et tu nous as fait passer dans le royaume de ton Fils bien-aimé. Etant unis à lui, nous sommes délivrés, car nous avons reçu le pardon des péchés.**

SUR TA PAROLE ! **Éphésiens 4 : 32** Mais soyez doux les uns envers les autres, pleins de compassion, et vous pardonnant les uns les autres, ainsi que Dieu vous a pardonné par Christ.

**Nous sommes doux les uns envers les autres, pleins de compassion, et nous pardonnant les uns les autres, comme notre Dieu tu nous as pardonné par Christ.**

Pardonne-nous nos offenses,
comme nous aussi nous
pardonnons à ceux qui nous ont offensés

SUR TA PAROLE ! **2 Corinthiens 7 : 1** puisque nous possédons ce qui nous a été promis en ces termes, purifions-nous de tout ce qui corrompt le corps et l'esprit, pour mener ainsi une vie pleinement sainte en révérant Dieu.

**Possédant ce qui nous a été promis, nous nous purifions de tout ce qui corrompt le corps et l'esprit, pour mener ainsi une vie pleinement sainte en te révérant notre Dieu.**

SUR TA PAROLE ! **Hébreux 4 : 16** Approchons-nous donc avec assurance du trône de la grâce afin d'obtenir miséricorde et de trouver grâce, pour être secourus dans nos besoins.

**Nous nous approchons donc avec assurance du trône de la grâce afin d'obtenir miséricorde et de trouver grâce, pour être secourus dans nos besoins.**

Pardonne-nous nos offenses,
comme nous aussi nous
pardonnons à ceux qui nous ont offensés

SUR TA PAROLE ! **1 Jean 1 : 7** Mais si nous vivons dans la lumière, tout comme Dieu lui-même est dans la lumière, alors nous sommes en communion les uns avec les autres et, parce que Jésus, son Fils, a versé son sang, nous sommes purifiés de tout péché.

**Nous vivons dans la lumière, tout comme notre Dieu tu es toi-même dans la lumière, alors nous sommes en communion les uns avec les autres et, parce que Jésus, ton Fils, a versé son sang, nous sommes purifiés de tout péché.**

SUR TA PAROLE ! **Matthieu 5 : 9** Heureux ceux qui procurent la paix, car ils seront appelés fils de Dieu !

**Nous sommes heureux de procurer la paix, car nous serons appelés fils de Dieu !**

Pardonne-nous nos offenses,
comme nous aussi nous
pardonnons à ceux qui nous ont offensés

SUR TA PAROLE ! **Ésaïe 55 : 7** Que le coupable abandonne sa voie, et l'homme malfaisant ses mauvaises pensées ! Et qu'il revienne à l'Eternel qui aura compassion de lui, à notre Dieu qui lui accordera un pardon généreux.

**Lorsque nous sommes coupables nous abandonnons nos voies, et nos mauvaises pensées ! Et nous revenons à toi Eternel qui a compassion de nous, à toi notre Dieu qui nous accorde un pardon généreux.**

SUR TA PAROLE ! **Psaume 51 : 9** Lave-moi et je serai plus blanc même que la neige.

**Lave-nous et nous serons plus blanc même que la neige.**

Pardonne-nous nos offenses,
comme nous aussi nous
pardonnons à ceux qui nous ont offensés

SUR TA PAROLE ! **1 Corinthiens 6 : 11** Et c'est là ce que vous étiez, certains d'entre vous. Mais vous avez été lavés, mais vous avez été déclarés saints, mais vous avez été déclarés justes au nom du Seigneur Jésus-Christ et par l'Esprit de notre Dieu.

**Nous avons été lavés, nous avons été déclarés saints, nous avons été déclarés justes au nom du Seigneur Jésus Christ et par l'Esprit de notre Dieu.**

SUR TA PAROLE ! **Psaume 51 : 12** O Dieu, crée en moi un cœur pur ! Fais renaître en moi un esprit bien disposé !

**O Dieu, crée en nous un cœur pur ! Fais renaître en nous un esprit bien disposé !**

Pardonne-nous nos offenses,
comme nous aussi nous
pardonnons à ceux qui nous ont offensés

SUR TA PAROLE ! **1 Corinthiens 1 : 30** Par lui, vous êtes unis au Christ, qui est devenu pour nous cette sagesse qui vient de Dieu : en Christ, en effet, se trouvent pour nous l'acquittement, la purification et la libération du péché.

**Par toi notre Dieu, nous sommes unis au Christ, qui est devenu pour nous cette sagesse qui vient de toi : en Christ, en effet, se trouvent pour nous l'acquittement, la purification et la libération du péché.**

SUR TA PAROLE ! **Ézéchiel 36 : 25** Je répandrai sur vous une eau pure, afin que vous deveniez purs, je vous purifierai de toutes vos souillures et de toutes vos idoles.

**Tu répands sur nous une eau pure, afin que nous devenions purs, tu nous purifies de toutes nos souillures et de toutes nos idoles.**

Pardonne-nous nos offenses,
comme nous aussi nous
pardonnons à ceux qui nous ont offensés

SUR TA PAROLE ! **Psaume 68 : 10** Tu as fait tomber une pluie bienfaisante, ô Dieu, tu as fortifié ton peuple épuisé.

**Tu fais tomber sur nous une pluie bienfaisante, ô Dieu, tu nous fortifies lorsque nous sommes épuisés.**

SUR TA PAROLE ! **Jérémie 31 : 25** Je désaltérerai ceux qui sont épuisés, je comblerai ceux qui sont languissants.

**Tu nous désaltères lorsque nous sommes épuisés et tu nous combles lorsque nous sommes languissants.**

Pardonne-nous nos offenses,
comme nous aussi nous
pardonnons à ceux qui nous ont offensés

SUR TA PAROLE ! **Hébreux 9 : 14** Mais le Christ s'est offert lui-même à Dieu, sous la conduite de l'Esprit éternel, comme une victime sans défaut. A combien plus forte raison, par conséquent, son sang purifiera-t-il notre conscience des œuvres qui mènent à la mort afin que nous servions le Dieu vivant.

**Christ, tu t'es offert toi-même à Dieu, sous la conduite de l'Esprit éternel, comme une victime sans défaut. A combien plus forte raison, par conséquent, ton sang purifiera-t-il notre conscience des œuvres qui mènent à la mort afin que nous servions le Dieu vivant.**

*Qu'il nous soit fait selon Ta Parole*
**Je te fais confiance**

Aujourd'hui,
J'ai entendu ta voix (Parole),
Mon cœur n'est pas endurci
Hébreux 3 : 8

*Je fais le choix d'accorder de la valeur à ta Parole*

# Livret 5
## Pardonne-nous nos offenses, comme nous aussi nous pardonnons à ceux qui nous ont offensés

Pardonne-nous nos offenses,
comme nous aussi nous
pardonnons à ceux qui nous ont offensés

# AMEN, AMEN, AMEN
## LA CERTITUDE DE TON EXAUCEMENT

Nos problèmes, blessures intérieures nous obligent à regarder vers nous, à fixer notre attention sur nos drames. La louange nous conduit à regarder vers Dieu, à le remercier pour ce qu'il est, pour sa Parole, pour ses bontés, pour sa fidélité, pour son amour et nous donne la certitude de son exaucement.

Ton exaucement est certain comme la certitude que tu as de voir le soleil se lever tous les matins pour accomplir sa mission prophétisée par la Parole de Dieu dès le commencement.

Prononçons la Parole, encore et encore la Parole, et : la Parole se fera chair.

Pardonne-nous nos offenses,
comme nous aussi nous
pardonnons à ceux qui nous ont offensés

**"Nous prierons sans cesse"**

1 Thessaloniciens 5 : 17

**Nous ne nous relâchons pas**.

Luc 18 : 1

SUR TA PAROLE ! **Jérémie 1 : 12** Eh bien, je veille sur ma parole pour accomplir ce que j'ai dit ;

**Tu veilles sur ta parole pour accomplir ce que tu as dit ;**

SUR TA PAROLE ! **Esaïe 58 : 9** Alors tu appelleras, et l´Éternel répondra ; Tu crieras, et il dira : Me voici !

**Eternel lorsque nous t'appelons, tu nous réponds ; nous crions, et tu nous dis : me voici !**

Pardonne-nous nos offenses,
comme nous aussi nous
pardonnons à ceux qui nous ont offensés

SUR TA PAROLE ! **Jérémie 29 : 12** Alors vous m'invoquerez et vous viendrez m'adresser vos prières, et je vous exaucerai.

**Alors que nous t'invoquons et venons t'adresser nos prières, tu nous exauces.**

SUR TA PAROLE ! **Ésaïe 65 : 24** Avant qu'ils m'invoquent, je répondrai ; Avant qu'ils aient cessé de parler, j'exaucerai.

**Avant que nous t'invoquions, Tu réponds ; Avant que nous ne cessions de parler, Tu nous exauces.**

SUR TA PAROLE ! **Psaume 6 : 10** L'Eternel exauce mes supplications. L'Eternel accueille ma prière.

**Eternel tu exauces nos supplications et tu accueilles nos prières.**

Pardonne-nous nos offenses,
comme nous aussi nous
pardonnons à ceux qui nous ont offensés

SUR TA PAROLE ! **1 Pierre 1 : 21** Que votre foi et votre espérance soient en Dieu.

**Ma foi et mon espérance sont en toi mon Dieu (mon Papa)**

SUR TA PAROLE ! **Romains 8 : 32** Lui, qui n'a point épargné son propre Fils, mais qui l'a livré pour nous tous, comment ne nous donnera-t-il pas aussi toutes choses avec lui ?

**Toi, qui n'as point épargné ton propre Fils, que tu as livré pour nous tous, comment ne nous donneras-tu pas aussi toutes choses avec toi ?**

SUR TA PAROLE ! **Psaume 28 : 6** Loué soit l'Eternel, car il m'exauce lorsque je le supplie.

**Nous te louons Eternel, car tu nous exauces lorsque nous te supplions.**

Pardonne-nous nos offenses,
comme nous aussi nous
pardonnons à ceux qui nous ont offensés

SUR TA PAROLE ! **2 Thessaloniciens 3 :16** Que le Seigneur de la paix vous donne lui-même la paix en tout temps, de toute manière !

**Que le Seigneur de la paix nous donne lui-même la paix en tout temps, de toute manière !**

SUR TA PAROLE ! **2 Samuel 7 : 25** Eternel Dieu, fais subsister pour toujours la parole que tu as prononcée sur ton serviteur et sur sa maison, et agis selon ta parole.

**Eternel Dieu, fais subsister pour toujours la parole que tu as prononcée sur moi ton serviteur et sur ma maison, et agis selon ta parole.**

Pardonne-nous nos offenses,
comme nous aussi nous
pardonnons à ceux qui nous ont offensés

SUR TA PAROLE ! **1 Jean 5 : 14** Voici l'assurance que nous avons auprès de lui : si nous demandons quelque chose selon sa volonté, il nous écoute. Et si nous savons qu'il nous écoute, quoi que ce soit que nous demandions, nous savons que nous possédons ce que nous lui avons demandé.

**Voici l'assurance que nous avons auprès de toi : si nous demandons quelque chose selon ta volonté, tu nous écoutes. Et si nous savons que tu nous écoutes, quoi que ce soit que nous te demandions, nous savons que nous possédons ce que nous t'avons demandé.**

Pardonne-nous nos offenses,
comme nous aussi nous
pardonnons à ceux qui nous ont offensés

SUR TA PAROLE ! **Psaume 65 : 6** Par des interventions redoutables, avec justice, Tu nous réponds, Dieu de notre salut,

**Par des interventions redoutables, avec justice, Tu nous réponds, Dieu de notre salut,**

SUR TA PAROLE ! **2 Samuel 7 : 28** Maintenant, Seigneur Eternel, c'est toi qui es Dieu, tes paroles sont vérité, et tu as annoncé ce bienfait à ton serviteur.

**Maintenant, Seigneur Eternel, c'est toi qui es Dieu, tes paroles sont vérité, et tu m'as annoncé ce bienfait à moi ton serviteur.**

SUR TA PAROLE ! **Psaume 138 : 7** Oui, l'Eternel achèvera son œuvre en ma faveur.

**Oui, Eternel tu achèves ton œuvre en notre faveur.**

Pardonne-nous nos offenses,
comme nous aussi nous
pardonnons à ceux qui nous ont offensés

SUR TA PAROLE ! **Romains 8 : 28** Nous savons en outre que Dieu fait concourir toutes choses au bien de ceux qui l'aiment, de ceux qui ont été appelés conformément au plan divin.

**Nous savons en outre notre Dieu, que tu fais concourir toutes choses pour notre bien pour nous qui t'aimons, nous qui avons été appelés conformément à ton plan divin.**

SUR TA PAROLE ! **2 Samuel 7 : 29** Car c'est toi, Seigneur Eternel, qui as parlé, et par ta bénédiction la maison de ton serviteur sera bénie éternellement.

**Car c'est toi, Seigneur Eternel, qui as parlé, et par ta bénédiction la maison de ton serviteur sera bénie éternellement.**

Pardonne-nous nos offenses,
comme nous aussi nous
pardonnons à ceux qui nous ont offensés

SUR TA PAROLE ! **Josué 3 : 10** A ceci vous reconnaitrez que le Dieu vivant est au milieu de vous.

**A ceci nous reconnaitrons que le Dieu vivant (Papa) est au milieu de nous.**

**Les paroles de notre Père sont esprit et vie.**
Jean 6 : 63

**Papa, tu as entendu nos prières, tu as vu nos larmes.** Ésaïe 38 : 4-5

**Tu nous connais par nos noms et nous avons trouvé grâce à tes yeux.** Exode 33 : 12

Pardonne-nous nos offenses,
comme nous aussi nous
pardonnons à ceux qui nous ont offensés

SUR TA PAROLE ! **1 Thessaloniciens 5 : 24** Celui qui vous a appelés est fidèle, et c'est lui qui le fera

**C'est toi qui nous as appelés, tu es fidèle, et c'est toi qui le feras (accompliras ce que tu nous as dit)**

**Tu fais pour nous toute chose bonne en ton temps ;** Ecclésiaste 3 : 11

SUR TA PAROLE ! 2 **Jean 1 : 3** La grâce, la miséricorde et la paix seront avec nous de la part de Dieu le Père et de la part de Jésus-Christ, le Fils du Père, dans la vérité et l'Amour.

**La grâce, la miséricorde et la paix seront avec nous de ta part notre Dieu le Père et de la part de Jésus-Christ, le Fils du Père (premier né), dans la vérité et l'Amour.**

Pardonne-nous nos offenses,
comme nous aussi nous
pardonnons à ceux qui nous ont offensés

SUR TA PAROLE ! **Philippiens 4 :19** Mon Dieu pourvoira à tous vos besoins selon sa richesse, avec gloire, en Christ-Jésus.

**Mon Dieu (mon Papa) pourvoira à tous nos besoins selon sa richesse, avec gloire, en Christ-Jésus.**

**Nous reconnaissons que l'Eternel, notre Père parle et agit (encore aujourd'hui).** Oracle de l'Eternel. Ezéchiel 37 : 14

SUR TA PAROLE ! **1 Pierre 2 : 6** Et celui qui croit en elle ne sera pas confondu.

**Nous croyons en ta parole nous ne serons pas confondus.**

SUR TA PAROLE ! **1 Thessaloniciens 5 : 16** Soyez toujours joyeux.

**Nous sommes toujours joyeux.**

Pardonne-nous nos offenses,
comme nous aussi nous
pardonnons à ceux qui nous ont offensés

SUR TA PAROLE ! **Philippiens 4 : 4** Réjouissez-vous toujours dans le Seigneur ; je le répète, réjouissez-vous.

**Nous nous réjouissons toujours dans le Seigneur ; nous le répétons, nous nous réjouissons.**

SUR TA PAROLE ! **Philippiens 4 :20** A Dieu notre Père la Gloire aux siècles des siècles. Amen

**A Dieu notre Père la Gloire aux siècles des siècles. Amen**

Après avoir déclaré, gardez le silence un moment, prenez le temps d'écouter Dieu toujours dans cette atmosphère d'adoration, de reconnaissance et de louange.

**Papa tu m'as dit**

*Qu'il nous soit fait selon Ta Parole*

Amen

Pardonne-nous nos offenses,
comme nous aussi nous
pardonnons à ceux qui nous ont offensés

## LE PREALABLE

Recevoir Jésus-Christ comme son Seigneur et Sauveur personnel. Ceci est nécessaire pour ceux qui ne l'ont pas encore accepté, afin qu'ils puissent pleinement expérimenter la parole de notre Père, le créateur.

**Mais à tous ceux qui L'ont reçue, à ceux qui croient en Son nom, elle a donné le pouvoir de devenir enfants de Dieu… Jean 1 : 12**

Si tu confesses de ta bouche le Seigneur Jésus, et si tu crois dans ton cœur que Dieu l'a ressuscité des morts, tu seras sauvé. Romains 10 : 9

Pardonne-nous nos offenses,
comme nous aussi nous
pardonnons à ceux qui nous ont offensés

Pardonne-nous nos offenses,
comme nous aussi nous
pardonnons à ceux qui nous ont offensés

## PRIERE DU SALUT

*Ici et maintenant,*

Jésus-Christ, je confesse que tu es le fils de Dieu, que tu es mort pour mes péchés et ressuscité d'entre les morts. Romains 10 : 9

Je reconnais que tu as été livré pour mes offenses et ressuscité pour ma justification. Romains 4 : 25

C'est pourquoi, je plaide ton sang pour le pardon et la purification de tous mes péchés. 1 Jean 1 : 9

Je t'accepte Jésus-Christ comme Sauveur et Seigneur de ma vie.

Père céleste, je te rends grâce de ce que tu as fait de moi ton enfant. Jean 1 : 12

Pardonne-nous nos offenses,
comme nous aussi nous
pardonnons à ceux qui nous ont offensés

Merci Père, de me remplir de Ton Saint-Esprit. Cher Saint-Esprit prend le contrôle total de mon être.

Je confesse que je suis désormais une nouvelle créature, que les choses anciennes sont passées et que toutes choses sont devenues nouvelles.

2 Corinthiens 5 : 17

Amen

**Vous n'êtes plus seul :** Ne soyez plus seul ! Demandez au Saint-Esprit de vous guider pour vous connecter avec des frères ou sœurs spirituels pour grandir dans la connaissance, vous édifier et enfin contribuer à répandre la bonne nouvelle par l'appel (la vision, appétence, compétences…) que le Père a placé en vous avant votre venue au monde.

Pardonne-nous nos offenses,
comme nous aussi nous
pardonnons à ceux qui nous ont offensés

Tu connais les projets que Tu as formés sur moi, comme Tu me dis Éternel, projets de paix et non de malheur, afin de me donner un avenir et de l'espérance.
Jérémie 29 : 11

**Vous êtes oint :** L'Esprit du Seigneur est sur toi, Parce qu'il t'a oint pour annoncer une bonne nouvelle aux pauvres ; Il t'a envoyé pour guérir ceux qui ont le cœur brisé, Pour proclamer aux captifs la délivrance, Et aux aveugles le recouvrement de la vue, Pour renvoyer libres les opprimés. Luc 4 : 18

Pardonne-nous nos offenses,
comme nous aussi nous
pardonnons à ceux qui nous ont offensés

Nous naissons dans ce monde, nous y vivons et nous y mourrons. Les deux extrémités ne nous appartiennent pas, **mais nous pouvons décider de ce qui se passe entre ces deux extrémités et de ce qui va être le but de notre existence.**

O Père, si tu le veux, écarte de moi cette coupe ! Toutefois, que ta volonté soit faite, et non la mienne.
Luc 22 : 42

Pardonne-nous nos offenses,
comme nous aussi nous
pardonnons à ceux qui nous ont offensés

**Du même auteur**
**Papa tu m'as dit**
*Qu'il nous soit fait selon Ta Parole*

Voici donc comment nous devons prier :

Matthieu 6 : 9

Livret 1 - Notre Père, qui es aux cieux,

Livret 2 - : Que ton nom soit sanctifié ; Jésus-Christ

Livret 3 - : Que ton règne vienne ; que ta volonté soit faite sur la terre comme au ciel. Saint-Esprit

Livret 4 - Donne-nous aujourd'hui notre pain quotidien;

Pardonne-nous nos offenses,
comme nous aussi nous
pardonnons à ceux qui nous ont offensés

**Livret 5 - : Pardonne-nous nos offenses, comme nous aussi nous pardonnons à ceux qui nous ont offensés ;**

Livret 6 - : Ne nous induis pas en tentation, mais délivre-nous du malin.

Livret 7 - : Car c´est à toi qu'appartiennent, dans tous les siècles, le règne, la puissance et la gloire.

### Offrez-vous la série

Livret 1 – Dimanche

Livret 2 – Lundi

Livret 3 – Mardi

Livret 4 – Mercredi

Livret 5 – Jeudi

Livret 6 – Vendredi

Livret 7 – Samedi

Pardonne-nous nos offenses,
comme nous aussi nous
pardonnons à ceux qui nous ont offensés

Que la révélation de tes paroles m'éclaire, qu'elle me donne de l'intelligence à moi qui manque d'expérience. J'ouvre la bouche et je soupire, car j'ai soif de tes commandements. Tourne-toi vers moi et fais-moi grâce comme tu le fais pour ceux qui aiment ton nom ! Affermis mes pas dans ta parole et ne laisse aucun mal dominer sur moi ! Libère-moi de l'oppression des hommes afin que je garde tes décrets ! Fais briller ton visage sur moi ton serviteur et enseigne-moi tes prescriptions ! Psaume 119 : 130

Oui, l'Eternel, tu achèves ton œuvre en ma faveur. Eternel, ton amour dure à toujours. Tu ne m'abandonnes pas moi ta créature ! Psaume 138 : 8

Pardonne-nous nos offenses,
comme nous aussi nous
pardonnons à ceux qui nous ont offensés

Je crois en ta parole qui m'a été annoncée. Je reconnais ton bras Éternel. Ésaïe 53 : 1

Pardonne-nous nos offenses,
comme nous aussi nous
pardonnons à ceux qui nous ont offensés

Certainement ces livrets vous édifieront envoyez-nous
par mail, audio ou vidéo vos témoignages :

issuemedias@issueassociation.com

Ils l'ont vaincu à cause de la parole de leur témoignage.

Partageons nos expériences personnelles qui édifieront
des personnes quelque part dans le monde.

ISBN : 978-2-493947-00-0

© SKLConcept

*Ce livre a été imprimé en Allemagne*

Dépôt légal : Juin 2022

Pardonne-nous nos offenses,
comme nous aussi nous
pardonnons à ceux qui nous ont offensés

Pardonne-nous nos offenses,
comme nous aussi nous
pardonnons à ceux qui nous ont offensés

## NOTES

Expression libre

Pardonne-nous nos offenses,
comme nous aussi nous
pardonnons à ceux qui nous ont offensés

Pardonne-nous nos offenses,
comme nous aussi nous
pardonnons à ceux qui nous ont offensés

Pardonne-nous nos offenses,
comme nous aussi nous
pardonnons à ceux qui nous ont offensés